AF313466

INDICATION

D'UN NOUVEAU

MODE DE TRAITEMENT

DES EMPOISONNEMENTS

BROCHURE UTILE

AUX MÉDECINS ET AUTRES PERSONNES DÉVOUÉES A L'HUMANITÉ

PAR

M. DELAURIER

PRIX : 75 CENTIMES

PARIS

VICTOR MASSON ET FILS, LIBRAIRES

PLACE DE L'ÉCOLE DE MÉDECINE

M DCCC LXV

INDICATION

D'UN NOUVEAU

MODE DE TRAITEMENT

DES EMPOISONNEMENTS

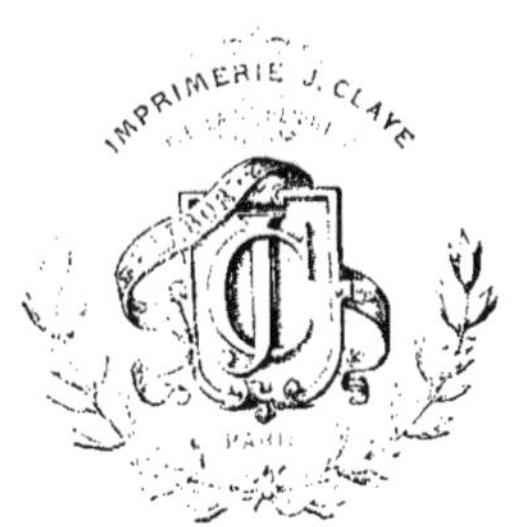

IMPRIMERIE J. CLAYE

PARIS

INDICATION

D'UN NOUVEAU

MODE DE TRAITEMENT

DES EMPOISONNEMENTS

BROCHURE UTILE

AUX MÉDECINS ET AUTRES PERSONNES DÉVOUÉES A L'HUMANITÉ

PAR

M. DELAURIER

✦

PARIS

VICTOR MASSON ET FILS, LIBRAIRES

PLACE DE L'ÉCOLE DE MÉDECINE

—

1865

INDICATION

D'UN

NOUVEAU MODE DE TRAITEMENT

DES EMPOISONNEMENTS

Le moyen que je propose est des plus simples et se trouve presque toujours sous la main, c'est son principal avantage, car dans tous les cas d'empoisonnement la promptitude des secours est la condition indispensable à observer pour avoir du succès.

Je n'ai pas inventé ce remède, il rentre dans la catégorie des remèdes dits : *de bonne femme*, dont les médecins qui se croient les plus savants se moquent souvent bien à tort, comme on pourra en juger.

Ce contre-poison général appliqué d'abord aux animaux par de bonnes personnes, m'a paru tellement efficace, tellement rationnel, que je n'hésite pas à le proposer et à le recommander de toutes mes forces pour l'espèce humaine.

C'est plutôt un médicament agissant généralement dans toutes les sortes d'empoisonnements qu'un contre-poison, car il ne détruit pas le poison, il le chasse brusquement de l'estomac; en un mot, c'est par l'emploi d'un vomitif qui n'est pas en usage et qui cependant mériterait de l'être, je veux parler *du tabac en poudre*.

Si on est appelé près d'un malade empoisonné, voici la manière d'opérer : on délaye pour cinq centimes de tabac dans un verre d'eau ou plutôt de lait (si on en a), on agite bien pour qu'il n'en reste pas au fond, on en fait prendre lentement d'abord le tiers du verre; peu après le malade fera des efforts pour vomir, on lui penchera la tête en avant pour l'aider; lorsqu'il aura rendu on lui donnera le second tiers du verre, et après un second ou un troisième vomissement on lui donnera le reste. Je ne connais pas d'exemple que ce remède n'ait pas opéré sur des animaux empoisonnés, ce qui me fait espérer qu'il en sera de même pour notre espèce. Si cette dose ne suffisait pas on pourrait l'augmenter sans danger.

Si un animal vient d'être empoisonné, à moins que ce soit un poison corrosif (ce qu'il ne prendra d'ailleurs jamais que par force), il sera guéri immédiatement.

Si l'animal a déjà absorbé une partie du poison ou qu'il ait encore la force de vomir, il en rendra la plus grande partie, alors il sera d'autant plus soulagé qu'il y en aura moins d'absorbé. Ainsi, dans

tous les cas, il faut employer ce moyen pour chasser
le poison. Lors même qu'il y aurait un temps assez
long depuis l'ingestion du poison, on devra recourir
encore à ce moyen, car la digestion se trouvant souvent
troublée il peut rester une notable partie de la substance
toxique dans l'estomac.

Lorsque le poison est chassé le médecin a le temps
d'agir, n'ayant pas à combattre en même temps et les
effets du poison absorbé et le poison qui, agissant toujours, s'absorbe jusqu'à la fin et détruit les bons effets
que l'on pourrait obtenir d'un sage traitement.

Ainsi il faut d'abord chasser le plus possible l'en-
nemi hors de la place pour que la cause du mal ne se
renouvelle pas, sans négliger, quand on peut, les autres moyens d'action.

Cette nouvelle manière de procéder a l'immense
avantage qu'il n'y a pas besoin de médecin pour porter
les premiers secours aux malades, ce qui ne doit pas
empêcher d'appeler le médecin qui pourra aussi combattre le mal par d'autres moyens.

Si le médecin se trouve averti promptement, cela est
bien utile aussi à pratiquer par lui : car, dans la plupart
des empoisonnements, on ne connaît pas la nature du
poison ; terrible problème à résoudre : car il faut, pour le
traitement à l'aide de contre-poison, qu'il soit résolu de
suite, ou sinon, on est responsable de la vie ou pour le
moins de la prolongation des souffrances d'un être hu-
main. Lors même que l'on connaîtrait la nature de la
substance délétère, ce moyen est encore bon : car il agit

plus promptement et avec plus d'efficacité que beaucoup de contre-poisons, qui souvent ne sont pas eux-
mêmes sans dangers pour la santé. J'ajouterais que la
plupart du temps, si on est certain (car il faut la certi-
tude), si on est certain, dis-je, de la nature du poison,
on n'a pas le contre-poison à sa disposition, et l'on sait
que, souvent, attendre c'est la mort.

D'ailleurs rien n'empêche, par exemple, si on est
sûr d'avoir affaire à un poison acide, de mêler avec le
tabac de la craie en poudre, ou mieux de la magnésie,
si on en a sous la main; si c'est un alcali, il faut se servir de l'eau vinaigrée; si c'est avec du nitrate d'argent
que l'empoisonnement s'est effectué, il faut employer de
l'eau salée. Il existe une foule d'indications aussi simples
tirées des premiers principes de chimie que je n'ai pas
besoin de faire connaître aux médecins plus experts que
moi à ce sujet. Cependant je dois dire qu'en lisant les
détails des traitements que l'on a donnés à la plupart
des personnes empoisonnées, j'ai remarqué que malheu-
reusement beaucoup de praticiens semblaient ignorer les
réactions chimiques les plus élémentaires.

J'espère bien que l'on n'adoptera pas tout d'abord
les procédés que je désire voir appliquer à l'espèce
humaine, sans avoir fait quelques essais préliminaires
sur des animaux, surtout lorsque l'on voudra traiter
à la fois par ce vomitif et par de véritables contre-
poisons.

Je suis le vulgarisateur d'une idée très-utile, telle
est ma croyance, mais je ne puis en assumer la respon-

sabilité médicale, je ne suis pas médecin ; cependant je
n'hésiterais pas une minute d'agir d'après ma convic-
tion si la circonstance se présentait, pour ne pas avoir
la mort d'un de mes semblables à me reprocher. Je ne
puis citer que deux faits qui sont à ma connaissance
personnelle et que le hasard m'a fournis : malheureuse-
ment l'expérience n'a été faite que sur des animaux,
mais elle est très-concluante.

J'ai possédé une chienne qui a été empoisonnée il y
a cinq ou six ans ; lorsque cet accident lui est arrivé, elle
a eu la force de se traîner jusque chez moi ; j'étais
sorti, ma femme qui connaissait de famille le remède
que j'indique dans cette brochure, et qui, à sa connaissance, avait été employé plusieurs fois et toujours avec
un succès complet, a envoyé chercher immédiatement
du tabac et du lait pour essayer de sauver cet animal ; la
personne chargée de sa commission avait pris du tabac
à fumer au lieu de tabac à priser, il lui a fallu retour-
ner chercher du tabac en poudre, ce qui fit perdre bien
du temps ; enfin on fit prendre à la chienne ce vomitif
en le lui introduisant par le côté de la gueule à plusieurs
reprises, jusqu'à ce que tout le poison contenu dans
l'estomac fut éliminé.

Après on lui a donné du lait à boire par force et
ensuite volontairement ; la petite chienne qui ne donnait
plus que quelques signes de vie lorsque l'on fit usage
du tabac, est restée pendant quelques jours dans un
grand état de prostration, et peu à peu est revenue dans
son état normal. Il lui est cependant resté une faiblesse

des membres postérieurs qui ne paraissait qu'à cer-
taines époques que je ne puis préciser.

Je crois que cela est dû au poison absorbé dont on
n'a pas combattu les effets. Peut-être est-ce parce que,
lorsque je suis rentré trois ou quatre heures après l'empoisonnement, je lui ai fait encore donner du tabac dans
une grande quantité de lait, et qu'elle n'a pas eu la
force de rendre ce mélange par le haut.

Voici un fait bien plus récent que j'ai expérimenté
moi-même il y a une trentaine de jours : J'ai un chien
âgé d'environ dix-huit mois, il venait de sortir de mon
domicile depuis une minute ou deux au plus, lorsque
l'on accourt me dire : votre chien est empoisonné; je
sors sans y croire et j'aperçois un animal dans des
convulsions produites par le poison; il était déjà tellement défiguré, hagard, que je dis : mais ce n'est pas
mon chien; on me proteste que si; alors, sans prendre
le temps de rentrer chez moi, je lui introduis comme je
puis du tabac dans la gueule, en lui ouvrant par force
la mâchoire déjà contractée et en lui versant du lait par
dessus pour lui faire avaler.

Pour ne pas servir de spectacle à la foule j'emporte
mon chien chez moi, il restait couché sur le côté et donnait à peine quelques signes d'existence; je craignais
que la puissance vitale ne fût plus assez grande et que
l'animal n'eût plus la force suffisante pour faire des
efforts pour rendre ce qu'il avait avalé. En moins d'une
minute il fit des mouvements qui indiquaient le vomissement, on l'aida en lui tenant la tête un peu plus basse

que le corps, et après ce premier vomissement qui
paraissait déjà l'avoir soulagé, il eût un tremblement
convulsif, puis une selle normale. Lorsqu'il fut un peu
calmé, on lui fit reprendre une seconde fois du tabac,
mais délayé dans un peu de lait, cela provoqua presque
immédiatement plusieurs vomissements qui nous paru-
rent avoir chassé tout le poison ingéré dans l'estomac ;
après on lui fit prendre du lait toute la journée.

L'empoisonnement avait eu lieu le matin sur les
neuf heures, vers midi l'animal buvait seul, sur les
trois heures et demie il eut la force de se lever, en
chancelant comme s'il était ivre, pour aller uriner dans
le jardin ; il lui fallut descendre quatre marches, il eut la
force de les remonter. Il resta couché sur le côté toute
la journée et sans doute une partie de la nuit.

Le lendemain matin il a demandé à manger ; il a
avalé avec avidité et voulait sortir dans la rue.

Quarante-huit heures après cet accident il n'y paraissait plus, il était seulement un peu moins vif, mais
ce léger restant de maladie était complétement passé
après quatre ou cinq jours.

La différence dans le succès des deux traitements
tient évidemment à ce que le poison donné à la chienne
était moins actif, mais il a séjourné bien plus de temps
dans l'estomac.

Le poison donné au chien était bien plus violent,
mais s'il a eu le temps d'agir très-vite, il n'a pas eu ce-
lui d'être absorbé en partie.

On m'a cité deux ou trois faits de chiens que l'on

n'a pas pu sauver de la mort en leur donnant de l'émétique, d'où je conclus que l'émétique est un vomitif bien moins puissant que le tabac et souvent bien plus dangereux.

Le tabac est reconnu par tout le monde pour un vomitif énergique, et cependant on n'en fait pas usage, je ne sais pourquoi, et pourtant il agit constamment. (Voyez Vomitif, *Dictionnaire de médecine*. Béchet, 1828, article signé Guersant.)

L'émétique, tartrate de potasse et d'antimoine, agit quelquefois comme vomitif, d'autres fois comme poison, suivant les doses et les tempéraments (*Toxicologie d'Orfila*, 5ᵉ édition. t. I, page 617), tandis que le tabac agit toujours comme vomitif, son goût désagréable y est pour beaucoup probablement.

On me dira : Mais le tabac est un poison dangereux; j'en conviens, mais le tabac pris par la bouche avec peu de liquide n'a jamais tué personne, justement parce qu'il est le vomitif par excellence. Combien de personnes ayant avalé une seule prise de tabac ont eu des vomissements violents et irrésistibles. Du reste, si le tabac en poudre était un poison que l'on pût absorber facilement après l'avoir ingéré dans l'estomac, comment cette substance, si commune chez nous, n'aurait-elle produit aucun empoisonnement connu? Il est cependant souvent arrivé que l'on a pris du tabac pour du café. (J'ai connu des personnes qui ont commis cette erreur, elles ont beaucoup vomi et ont été indisposées, voilà tout.)

Comment se ferait-il qu'Orfila, ce célèbre toxico-
logue, n'ait cité qu'un seul fait d'empoisonnement par
le tabac pris par la bouche; ce fait est la mort de San-
teuil, dit-on, provoquée par du tabac d'Espagne mis
dans son verre; ce seul et unique fait invoqué par
Orfila a été énergiquement démenti dans la *Biographie
universelle* publiée chez Furne en 1833; Orfila n'en
avait pas eu connaissance probablement, puisqu'il rap-
portait encore ce conte dans sa cinquième édition, en
1852.

Tout prouve que le tabac en poudre, ce poison si
violent, n'est nullement dangereux pris par la bouche.
Il en serait autrement pris en morceaux, en pilules, en
capsules, car je crois que le goût désagréable y est
pour beaucoup. Il est surtout très-dangereux pris en
lavement.

On me dira : Mais la nicotine ! A cela je répondrai :
la nicotine peut n'être pas un vomitif et le tabac en être
un : car dans le tabac il existe d'autres matières que la
nicotine ; puis la nicotine, à l'état de dissolution, peut
être un vomitif, et pas à l'état de pureté et de concen-
tration.

Il y aura quelques recherches à faire dans la pra-
tique de ce nouveau traitement général contre les empoisonnements pour la dose et la marche à suivre. Il
faut faire rendre au malade tant que l'on peut; mais
lorsqu'il n'a plus rien à rendre, il ne faut pas le fatiguer
en lui faisant prendre trop de tabac délayé, surtout si
on mettait trop de liquide, parce que le malade pour-

rait ne plus rendre et absorber alors du tabac, ce qui
serait un autre danger. Il faut ensuite donner beaucoup
de lait et de l'huile comme adoucissant.

Je crois avoir indiqué à la fois le meilleur vomitif
(que l'on devrait bien employer plus souvent en médecine, lors même que ce ne serait pas pour des empoisonnements), et en même temps le moyen certain,
prompt, facile, à la portée de tout le monde, pour sauver les 999/1000ᵉˢ des empoisonnés, puisque la promptitude des secours est la condition *sine quâ non* de
succès.

Ce remède, qui n'a été employé jusqu'à présent, à
ma connaissance, que pour l'espèce canine, me paraît
très-digne d'entrer par la grande porte dans le sanc-
tuaire de la médecine humaine; c'est un remède ad-
mirable que l'on trouve partout, qui évite d'avoir à
chercher quelle est la nature du poison ingéré, ce qui
est souvent impossible par le manque de temps. C'est
là surtout qu'il faut agir et non discuter.

Si, comme il n'est pas douteux, on a par la suite
la confirmation expérimentale sur l'espèce humaine
des résultats observés sur l'espèce canine, il serait
très-utile que l'Académie de médecine fît rédiger une
courte instruction à l'usage des médecins et des gens
du monde pour les premiers secours à donner aux empoisonnés, comme il existe une instruction pour les
noyés.

L'albumine ou blanc d'œuf, délayée dans l'eau tiède,
peut remplacer le lait au besoin : car, de même que le

caséum du lait. elle se combine avec le sublimé corrosif.
les sels de cuivre et la plupart des sels métalliques : elle
pourra être employée en même temps que le tabac en
poudre sans aucun inconvénient : car le tabac en poudre
ne coagule pas plus le blanc d'œuf que le caséum ; cela
est très-heureux, car il n'empêche pas ces corps organiques de se combiner avec les sels minéraux.

La plupart des autres vomitifs, coagulant l'albumine
et le caséum, ne peuvent être d'un bon usage, ils sont
d'abord inconstants et de plus empêchent ces contre-
poisons d'agir.

Le charbon en poudre est très-utile pour absorber
principalement les poisons végétaux. le lait ou l'albumine pour les poisons minéraux. mais il faut y
joindre l'action vomitive du tabac pour enlever la cause
du mal.

Le caséum ou l'albumine et le charbon en poudre
ne font que des combinaisons instables qui ne peuvent
empêcher bien longtemps l'action du poison. voici
pourquoi le tabac est nécessaire.

Malgré l'opinion d'Orfila. il faut se servir plutôt de
lait que d'albumine. le caséum se trouvant naturelle-
ment délayé dans le premier corps. Berzélius dit que
les réactions chimiques sont semblables pour le caséum
comme pour l'albumine.

Le charbon en poudre ne coagule ni le caséum du
lait ni l'albumine.

Le charbon en poudre absorbant facilement les
poisons d'origine organique. il faut tour à tour don-

ner à la personne empoisonnée du charbon en poudre dans du lait, et du tabac dans du lait.

Les expériences d'Orfila pour combattre l'emploi du charbon en poudre contre l'empoisonnement n'ont pas été bien sérieuses ni bien concluantes, car il n'a expérimenté que sur des poisons d'origine inorganique ; s'il avait poussé ses expériences plus loin, il aurait vu que le charbon absorbe principalement les matières organiques.

Le noir animal absorbe mieux les matières organiques que le charbon de bois ; mais, à défaut de charbon animal, on peut se servir de charbon végétal.

Si Orfila n'avait pas eu un parti pris pour l'albumine, il aurait vu que le lait et le charbon en poudre étaient les meilleurs antidotes à donner pour les premiers secours aux personnes empoisonnées. En y ajoutant l'emploi du tabac en poudre, le traitement devient parfait : car il empêche de séjourner dans l'estomac des corps nuisibles qui, quoique masquées par le charbon et le caséum, n'en continuent pas moins d'agir, bien plus lentement, il est vrai, mais cependant continuent d'agir (ces combinaisons étant peu stables). Il est donc important de les chasser complétement de l'estomac, et principalement par le haut, pour ne pas faire de ravages dans le corps.

Comme mon procédé est principalement pour les premiers secours, je ne proscris aucun des autres moyens de guérir, surtout lorsqu'il y a absorption du poison ou passage dans les intestins. Ici surtout les lavements sont très-utiles ; on pourrait les donner avec du lait.

*Résumé du traitement général à donner
à toute personne empoisonnée.*

1° Du charbon en poudre délayé dans un verre
de lait ;

2° De suite ajouter du tabac dans un tiers de verre
de lait ;

3° Attendre quelques secondes que le vomissement
s'effectue ; s'il n'a pas lieu, redoubler ou tripler les
doses (1) et (2) ;

4° Après le premier vomissement, qui ne sera pas
long, si la personne a encore quelques signes d'existence, continuer ce même traitement pour tâcher de
faire rendre tout ce que l'estomac contient. Lorsqu'il
n'y aura plus de matière toxique dans l'estomac, on
peut encore donner du charbon en poudre dans du lait.

On pourra, lorsque le poison a séjourné quelque
temps donner de forts lavements de lait. Si on pouvait
y ajouter du charbon en poudre, ce ne serait que mieux,
mais il faudrait le tamiser très-finement pour ne pas
boucher l'instrument et l'empêcher de fonctionner. Agir
rapidement, voilà la condition principale du succès pour
sauver le malade et l'empêcher de ressentir longtemps
les terribles effets du poison.

Lorsque l'on sera très-certain de la nature de la
substance délétère, les médecins doivent avoir assez

de connaissances en chimie pour ajouter aux procédés
que j'indique l'emploi de contre-poisons pour rendre
mon système de médication plus parfait, quoique ce ne
soit qu'un surcroît de précaution. J'ai donné quelques
exemples généraux ; mais comme mon but, en écrivant
cet opuscule, n'est pas de faire un traité de toxicologie,
qui ferait double emploi avec les bons ouvrages exis-
tants, je ne m'étendrai pas davantage sur ce sujet. J'ai
cru faire mon devoir en signalant des faits curieux et
utiles à notre pauvre humanité.

Il est bien entendu que je ne traite ici que des empoisonnements par des substances prises par la bouche
et non d'empoisonnements par les gaz, par les lavements, les blessures, les piqûres, etc., etc.

OBSERVATIONS SUPPLÉMENTAIRES.

Il faut donner des contre-poisons en excès lorsqu'ils
n'offrent aucun danger ; le lait, le blanc d'œuf, le charbon, la magnésie, etc., sont des contre-poisons de cette
nature.

Il est à remarquer que l'émétique est souvent dé-
composé par le poison, les corps contenus dans le tabac
ne le sont pas.

Les limailles de fer et de zinc peuvent être utiles,
lorsque l'on n'a pas autre chose pour décomposer les
poisons métalliques, mais ils peuvent produire des sels

vénéneux par eux-mêmes, et d'ailleurs n'agissent que
sur les poisons minéraux et pas même sur tous.

Le sulfure de fer hydraté est dans le même cas et
peut quelquefois dégager de l'hydrogène sulfuré très-
délétère et, de même que le fer et le zinc en limaille,
il a l'inconvénient d'être insoluble et d'avoir une action
bien plus lente que les contre-poisons solubles.

Les contre-poisons solubles non-seulement agissent
bien plus vite, mais enlèvent jusqu'aux dernières traces
de poison, ce que ne font pas les contre-poisons insolubles, c'est pourquoi il faut toujours donner la préférence
aux premiers.

Dans les empoisonnements par les acides, la magnésie, la craie, étant insolubles, ne saturent pas complétement les acides. Pour qu'il ne reste pas d'acide
dans l'estomac et dans les intestins, il faut plutôt faire
avaler du bicarbonate de soude et du savon dissout
dans beaucoup d'eau et ajouter des lavements de savon.
Si l'on n'avait pas de suite ces derniers produits, on devrait toujours commencer par de la magnésie ou de la
craie en poudre (carbonate de chaux).

Si le trismus des mâchoires s'opposait à l'introduc-
tion du contre-poison et au vomissement, il faudrait
plutôt employer la force pour les écarter que de se
servir de la pompe œsophagienne, qui souvent déchire
les parois du larynx et de l'estomac, surtout lorsque ce
sont des poisons corrosifs que l'on veut combattre.

Contre l'empoisonnement par le phosphore, il faut
faire prendre des corps alcalins en même temps que l'on

cherche à le chasser par le tabac ; s'il y en avait de passé dans les intestins, il faudrait prendre des lavements de savon pour saturer l'acide qui se forme par l'oxydation de ce corps élémentaire.

Après les vomitifs, les lavements sont le meilleur moyen à employer pour débarrasser l'économie du poison qui y est introduit ; il faut souvent employer les deux moyens lorsque le poison a eu le temps de passer dans les intestins.

Pour les empoisonnements par les lavements, des lavements chargés de contre-poison sont le meilleur traitement à employer. Si on n'avait pas de contre-poison sous la main, il faudrait donner avec excès des lavements de lait.

Quoique sortant un peu de mon sujet principal, j'ai ajouté ces quelques observations dans l'espérance qu'elles pourront rendre quelques services.

PARIS. — IMPRIMERIE DE J. CLAYE, RUE SAINT-BENOIT, 7.